This is a paper book where you can start a new fit habits

Some thought's before starting

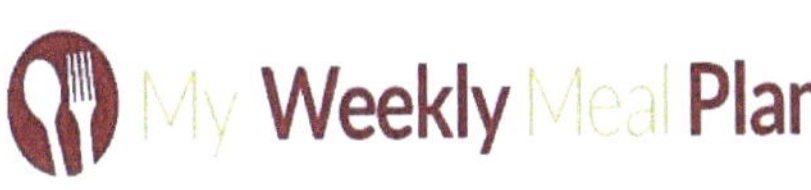

My Weekly Meal Plan

monday

B

L

D

tuesday

B

L

D

wednesday

B

L

D

thursday

B

L

D

friday

B

L

D

saturday

B

L

D

sunday

B

L

D

monday

B

L

D

tuesday

B

L

D

wednesday

B

L

D

thursday

B

L

D

friday

B

L

D

saturday

B

L

D

sunday

B

L

D

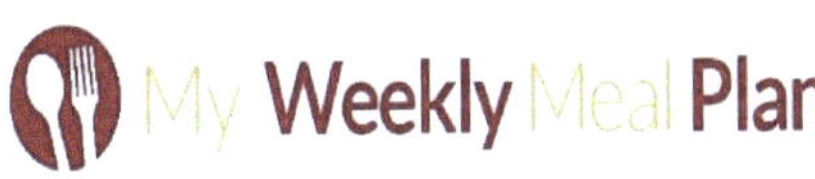

My Weekly **Plan**

monday

B

L

D

tuesday

B

L

D

wednesday

B

L

D

thursday

B

L

D

friday

B

L

D

saturday

B

L

D

sunday

B

L

D

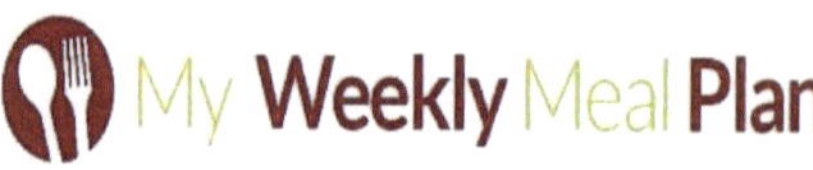

My Weekly **Meal Plan**

monday

B

L

D

tuesday

B

L

D

wednesday

B

L

D

thursday

B

L

D

friday

B

L

D

saturday

B

L

D

sunday

B

L

D

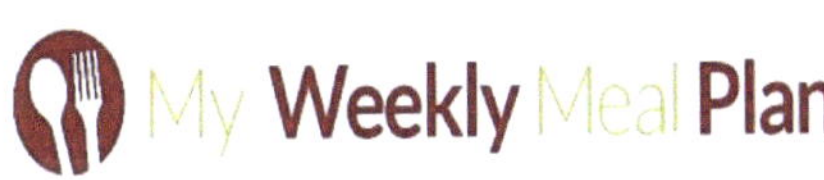

My **Weekly** Meal **Plan**

monday
B
L
D

tuesday
B
L
D

wednesday
B
L
D

thursday
B
L
D

friday
B
L
D

saturday
B
L
D

sunday
B
L
D

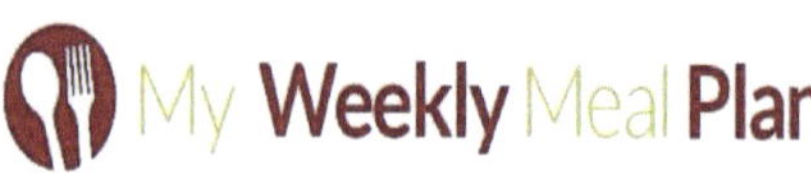

My Weekly Meal Plan

monday

B

L

D

tuesday

B

L

D

wednesday

B

L

D

thursday

B

L

D

friday

B

L

D

saturday

B

L

D

sunday

B

L

D

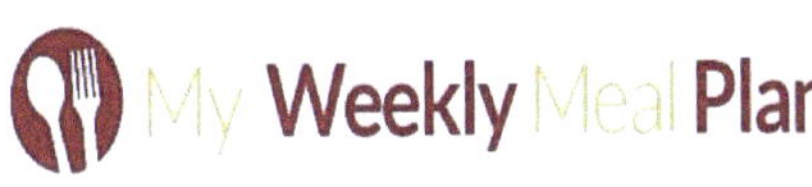

My Weekly Meal Plan

monday

B

L

D

tuesday

B

L

D

wednesday

B

L

D

thursday

B

L

D

friday

B

L

D

saturday

B

L

D

sunday

B

L

D

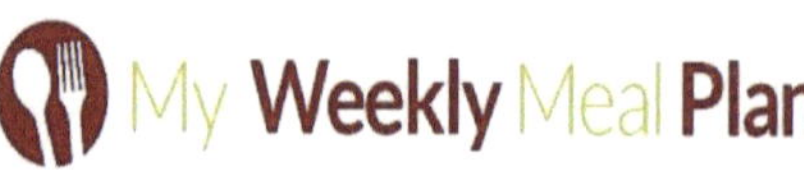

My Weekly Meal Plan

monday
B
L
D

tuesday
B
L
D

wednesday
B
L
D

thursday
B
L
D

friday
B
L
D

saturday
B
L
D

sunday
B
L
D

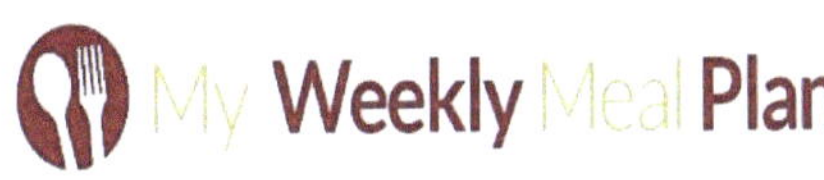 My Weekly Meal Plan

monday
B
L
D

tuesday
B
L
D

wednesday
B
L
D

thursday
B
L
D

friday
B
L
D

saturday
B
L
D

sunday
B
L
D

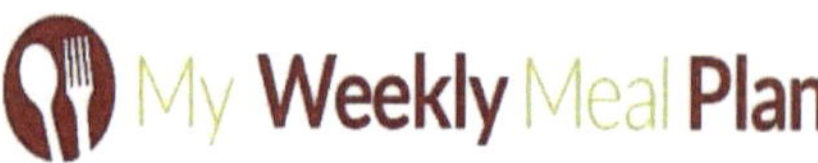

My Weekly **Plan**

monday

B

L

D

tuesday

B

L

D

wednesday

B

L

D

thursday

B

L

D

friday

B

L

D

saturday

B

L

D

sunday

B

L

D

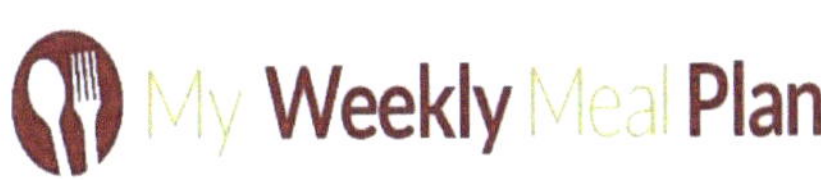
My Weekly **Plan**

monday

B

L

D

tuesday

B

L

D

wednesday

B

L

D

thursday

B

L

D

friday

B

L

D

saturday

B

L

D

sunday

B

L

D

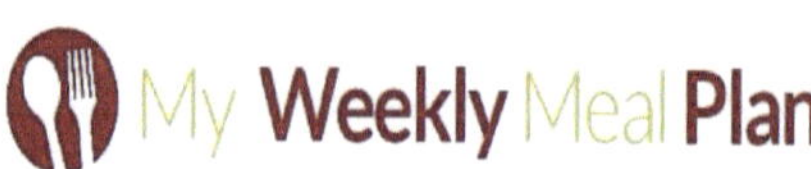

My Weekly Meal Plan

monday
B
L
D

tuesday
B
L
D

wednesday
B
L
D

thursday
B
L
D

friday
B
L
D

saturday
B
L
D

sunday
B
L
D

My Weekly Meal Plan

monday

B

L

D

tuesday

B

L

D

wednesday

B

L

D

thursday

B

L

D

friday

B

L

D

saturday

B

L

D

sunday

B

L

D

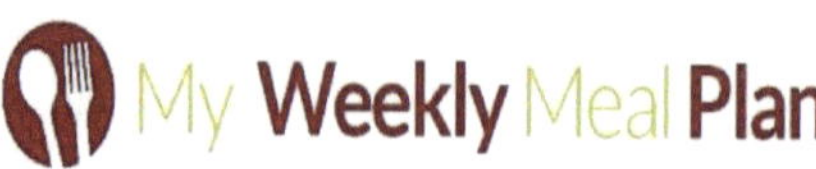

My Weekly Meal Plan

monday

B

L

D

tuesday

B

L

D

wednesday

B

L

D

thursday

B

L

D

friday

B

L

D

saturday

B

L

D

sunday

B

L

D

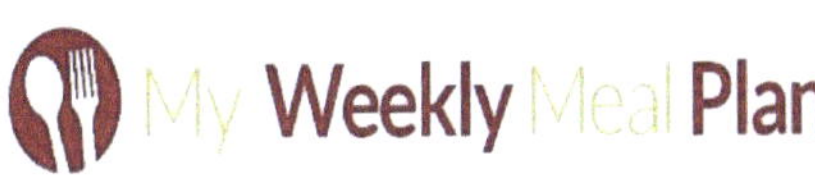 My **Weekly** Meal **Plan**

monday

B

L

D

tuesday

B

L

D

wednesday

B

L

D

thursday

B

L

D

friday

B

L

D

saturday

B

L

D

sunday

B

L

D

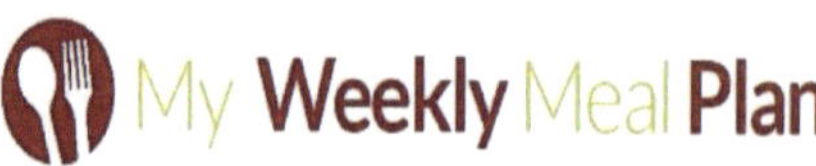

My Weekly Meal Plan

monday

B

L

D

tuesday

B

L

D

wednesday

B

L

D

thursday

B

L

D

friday

B

L

D

saturday

B

L

D

sunday

B

L

D

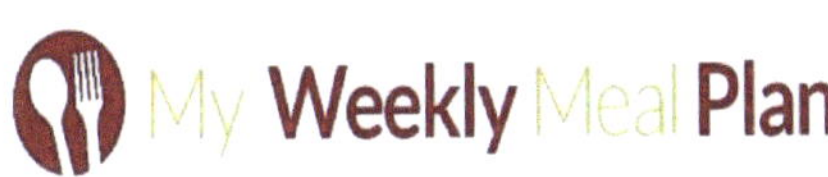

My Weekly Meal Plan

monday

B

L

D

tuesday

B

L

D

wednesday

B

L

D

thursday

B

L

D

friday

B

L

D

saturday

B

L

D

sunday

B

L

D

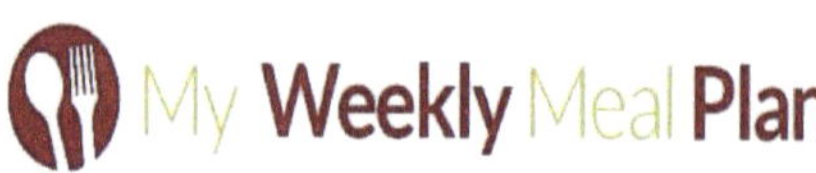

monday

B

L

D

tuesday

B

L

D

wednesday

B

L

D

thursday

B

L

D

friday

B

L

D

saturday

B

L

D

sunday

B

L

D

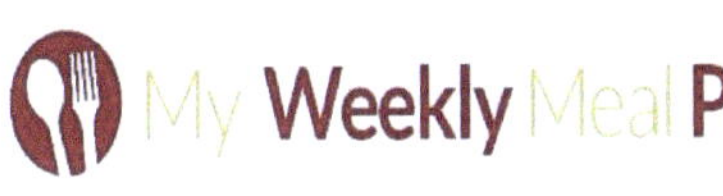

My Weekly Meal Plan

monday

B

L

D

tuesday

B

L

D

wednesday

B

L

D

thursday

B

L

D

friday

B

L

D

saturday

B

L

D

sunday

B

L

D

My Weekly Meal Plan

monday

B

L

D

tuesday

B

L

D

wednesday

B

L

D

thursday

B

L

D

friday

B

L

D

saturday

B

L

D

sunday

B

L

D

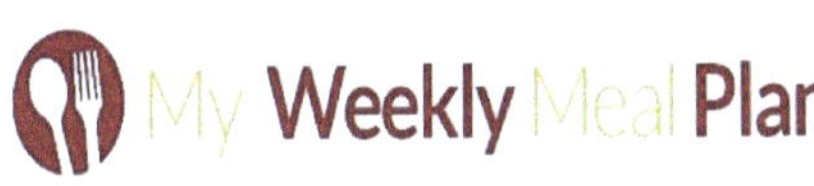 My Weekly Meal Plan

monday

B

L

D

tuesday

B

L

D

wednesday

B

L

D

thursday

B

L

D

friday

B

L

D

saturday

B

L

D

sunday

B

L

D

 My **Weekly** Meal **Plan**

monday
B
L
D

tuesday
B
L
D

wednesday
B
L
D

thursday
B
L
D

friday
B
L
D

saturday
B
L
D

sunday
B
L
D

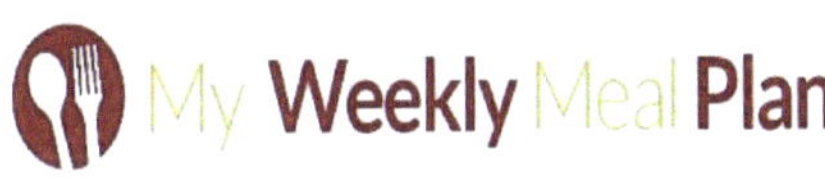

My Weekly Meal Plan

monday

B

L

D

tuesday

B

L

D

wednesday

B

L

D

thursday

B

L

D

friday

B

L

D

saturday

B

L

D

sunday

B

L

D

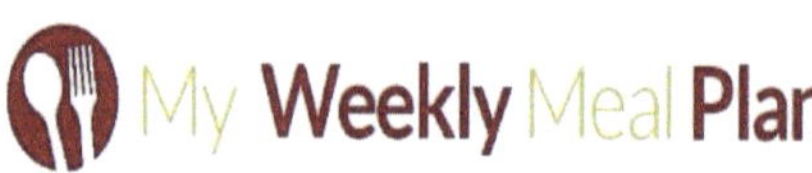

My Weekly Meal Plan

monday

B

L

D

tuesday

B

L

D

wednesday

B

L

D

thursday

B

L

D

friday

B

L

D

saturday

B

L

D

sunday

B

L

D

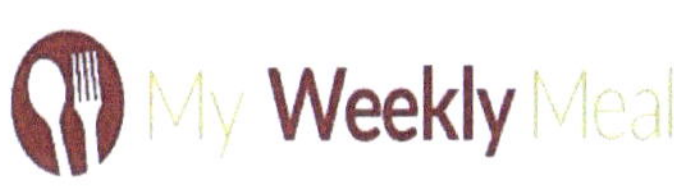

My Weekly Meal Plan

monday

B

L

D

tuesday

B

L

D

wednesday

B

L

D

thursday

B

L

D

friday

B

L

D

saturday

B

L

D

sunday

B

L

D

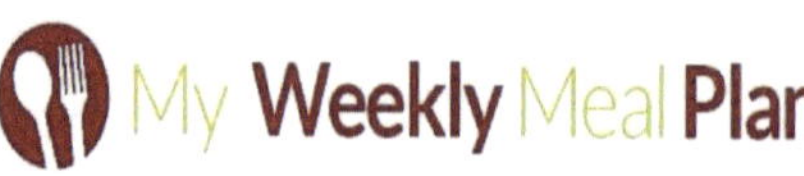 My **Weekly** Meal **Plan**

monday

B

L

D

tuesday

B

L

D

wednesday

B

L

D

thursday

B

L

D

friday

B

L

D

saturday

B

L

D

sunday

B

L

D

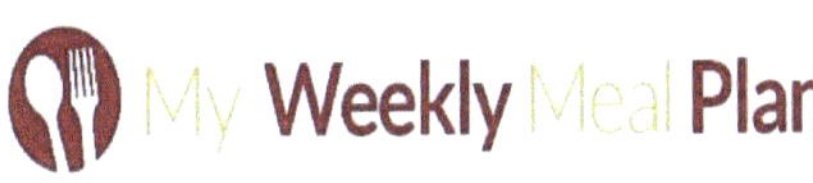

My Weekly **Plan**

monday

B

L

D

tuesday

B

L

D

wednesday

B

L

D

thursday

B

L

D

friday

B

L

D

saturday

B

L

D

sunday

B

L

D

This is just the beginning